涂阳肺结核患者
家庭密切接触者调查研究

主编 成诗明 陈 伟

科学出版社

北 京

内容简介

本书回顾性调查研究了全国8个县（区）2007年涂阳肺结核患者家庭密切接触者的资料。评估新筛查程序发现活动性肺结核患者，特别是肺结核可疑症状者和涂阴肺结核患者的效果，分析涂阳肺结核和家庭密切接触者间结核病发病的影响因素。

本研究的技术路线更符合我国结核病防控工作需要，其研究结果为进一步改进我国涂阳肺结核密切接触者筛查程序和患者发现效果评价提供了科学依据。适于结核病实验室工作人员、临床医师及肺结核病防治人员参考使用。

图书在版编目（CIP）数据

涂阳肺结核患者家庭密切接触者调查研究 / 成诗明,陈伟主编. —北京：科学出版社，2014.2
ISBN 978-7-03-039762-1

Ⅰ.涂… Ⅱ.①成… ②陈… Ⅲ.肺结核-防治-研究 Ⅳ.R521

中国版本图书馆 CIP 数据核字（2014）第 026697 号

责任编辑：康丽涛 丁慧颖 / 责任校对：郑金红
责任印制：肖 兴 / 封面设计：范璧合

版权所有，违者必究。未经本社许可，数字图书馆不得使用

科学出版社 出版
北京东黄城根北街16号
邮政编码：100717
http://www.sciencep.com

北京凌奇印刷有限责任公司 印刷
科学出版社发行 各地新华书店经销
*

2014年2月第 一 版　　开本：890×1240 A5
2014年2月第一次印刷　　印张：2
字数：63 000
POD定价：29.80元
（如有印装质量问题，我社负责调换）

《涂阳肺结核患者家庭密切接触者调查研究》编写人员

顾　　问　赵丰曾　金水高
主　　编　成诗明　陈　伟
编　　者　（按姓氏汉语拼音排序）
　　　　　白丽琼　陈　伟　成诗明　杜　昕
　　　　　何金戈　贺晓新　黄　飞　贾忠伟
　　　　　刘二勇　陆　伟　马　艳　夏愔愔
　　　　　许卫国　张天豪　周　林
学术秘书　薛　晓　李建涛

前　　言

肺结核是慢性呼吸道传染病，痰涂片检查阳性（简称涂阳）的肺结核患者是结核病的主要传染源，其密切接触者是结核病感染和发病的高危人群。为此，加强结核病密切接触者的筛查，是提高肺结核患者的发现率、降低患病率的重要措施之一。据报道，一个传染性肺结核患者一年可传染健康人 15~20 人，感染者中一生发生结核病的概率为 5%~10%。据世界卫生组织（WHO）全球结核病控制报告显示，2010 年估算我国结核病发病人数为 130 万，其中涂阳肺结核发病人数为 59 万。传染性肺结核发病人数越多，对周围健康人群造成结核感染和发病的威胁越大。

多年来，涂阳肺结核患者的密切接触者筛查，已被许多发达国家纳入国家结核病防治规划之中，且被证明是患者发现早、发现率高的有效策略。在我国结核病防治工作中，虽将涂阳肺结核患者的密切接触者作为结核病高危人群予以关注。但是，如何有效地开展密切接触者筛查，以及开展密切接触者筛查对发现肺结核是否有效并没有进行研究和评价。2006 年 12 月，卫生部下发了关于《新登记痰涂片阳性肺结核患者密切接触者检查指南》，首次将涂阳肺结核患者密切接触者的筛查纳入全国结核病防治工作之中。该指南的检查程序是通过对新登记的涂阳肺结核患者的调查询问，了解与该患者接触的家庭成员和非家庭成员中（如同事和同学等接触者中），是否有肺结核可疑症状者，并由该患者通知密切接触者中的肺结核可疑症状者到结核病防治机构进行结核病检查。

为了评价该指南筛查程序对肺结核患者发现的效果，探讨涂阳肺结核患者的家庭密切接触者中肺结核患者发现的新方法，分析涂阳肺结核和家庭密切接触者间结核病发病的影响因素。采取分层整群抽样的方法，在我国京津沪地区及东、中、西部地区各选择了一个省（市）中的 2 个县，对该县已经开展的涂阳肺结核患者密切接触筛查工作进行现况调查，并对新登记的涂阳肺结核患者按照新的筛查程序，对家庭密切接触者进行前瞻性筛查研究。

该研究方案经专家多次讨论，并通过预试验进行可行性分析，使研究技术路线符合我国结核病防控工作需要，其研究结果为进一步改进我国涂阳肺结核密切接触者筛查程序和患者发现效果评价提供了科学依据。

本研究是首次利用回顾性的资料收集和前瞻性的调查研究进行的对照研究分析，给研究带来一定的难度。由于时间和经费有限，研究中难免存在不足之处，希望广大研究人员提出宝贵意见，以利进一步研究完善。

本书编写组

2013年12月

目 录

前言
摘要 1
第一章 研究背景 4
第一节 涂阳肺结核传播特点 4
第二节 国际涂阳肺结核患者的家庭密切接触者研究现状 5
第三节 我国涂阳肺结核患者密切接触者筛查情况 9
第二章 研究设计 11
第一节 研究目的和内容 11
第二节 研究对象和病例定义 11
第三节 样本量及现场的确定 13
第四节 研究方法和技术路线 14
第五节 伦理学描述 17
第三章 现场调查 18
第一节 调查前准备 18
第二节 涂阳肺结核患者密切接触者现况调查 18
第三节 涂阳肺结核患者密切接触者前瞻性调查 19
第四节 肺结核患者的诊断和治疗管理 20
第五节 现场督导与质量监控 21
第六节 资料整理与统计分析 21
第四章 研究结果 23
第一节 基本情况 23
第二节 涂阳肺结核患者家庭密切接触者调查 24
第三节 家庭密切接触者不同结果比较 26
第四节 单因素影响分析 27
第五节 家庭密切接触者中肺结核患者检出率多因素分析 32
第五章 讨论 35
第一节 不同筛查程序与方法的实施特点 35
第二节 不同筛查程序与方法对肺结核患者发现的影响 36
第三节 家庭密切接触者调查中肺结核检出情况的影响因素 37
第六章 结论与建议 40

第一节　结论 ··· 40
第二节　建议 ··· 41
参考文献 ··· 42
附录 ··· 44
 附录 1　2007 年涂阳肺结核患者及密切接触者检查表 ············· 44
 附录 2　2008 年涂阳肺结核患者及家庭密切接触者调查表 ······ 46
 附录 3　涂阳肺结核患者家庭密切接触者调查研究知情同意书 ······ 50
 附录 4　涂阳肺结核患者密切接触者调查研究督导监控表 ······ 53
缩略语 ··· 55

摘 要

一、研究背景

　　涂阳肺结核患者的家庭密切接触者是结核病感染和发病的高危人群，在各国结核病防治规划中已予以关注。2005年，我国已经实现世界卫生组织（WHO）提出的全球结核病控制阶段性目标，即现代结核病控制策略（DOTS）覆盖率达到100%，新痰涂片阳性肺结核患者发现率超过70%和治愈率达到85%。如何进一步加强肺结核患者的发现工作，是我国结核病防治策略值得研究和探讨的问题。2006年12月，卫生部下发了《新登记痰涂片阳性肺结核患者密切接触者检查指南》文件，提出了在国家结核病防治工作中，对发现的涂阳肺结核患者的密切接触者（包括家庭密切接触者、同事、同学等）开展结核病筛查工作，其检查程序为首先对新登记的涂阳肺结核患者问诊，了解其密切接触者中是否有肺结核可疑症状者，再由该患者通知肺结核可疑症状者前来结核病防治机构就诊，进行胸部X线摄片检查和痰涂片检查。通过筛查初步了解了全国涂阳肺结核患者密切接触者结核病筛查情况，以及通过密切接触者筛查对提高肺结核患者发现的影响。为了及时分析和评价我国结核病密切接触者筛查的效果，探讨涂阳肺结核患者家庭密切接触者中肺结核患者发现的新方法和影响因素，在全国选取8个县（区）开展涂阳肺结核患者家庭密切接触者筛查的对照研究。

二、研究目的

　　（1）评价国家现行的涂阳肺结核患者家庭密切接触者筛查程序和方法以及该方法对肺结核患者发现的效果。

　　（2）对照研究涂阳肺结核患者家庭密切接触者不同筛查程序和方法，分析肺结核患者发现的效果。

　　（3）分析涂阳肺结核患者家庭密切接触者中患者发现的影响因素。

三、研究方法

采用分层整群抽样的方法，对我国东部、中部、西部省（自治区）和京津沪市分别抽取1个省（直辖市、自治区），每个省（直辖市、自治区）抽2个县（区），共计8个县（区）作为本研究的现场。根据现况研究的样本量计算方法计算出所需样本量。

研究分为两部分。第一部分为：收集2007年1~12月8个县（区）结核病防治机构登记的新涂阳肺结核患者密切接触者筛查资料。包括对新登记的涂阳肺结核患者的询问，获得家庭密切接触者信息、家庭成员中肺结核可疑症状者信息、对有肺结核可疑症状的家庭密切接触者进行的结核病检查的信息和肺结核患者诊断和临床信息。第二部分为：在8县（区）中，对2008年新登记的涂阳肺结核患者家庭密切接触者，通过询问获得家庭密切接触者信息，对家庭密切接触者全部进行结核病检查，包括对15岁及以上的成年人进行胸部X线摄片检查和痰涂片检查，对15岁以下儿童先进行结核菌素试验（PPD试验），对PPD试验硬结平均直径≥15mm强阳性者进行胸部X线摄片检查和痰涂片检查。对8县（区）2007年和2008年两种不同方法中涂阳肺结核患者家庭密切接触者检查结果进行对照分析。

四、主要研究结果

（1）涂阳肺结核患者家庭密切接触者中肺结核患者发现情况

2007年涂阳肺结核家庭密切接触者中活动性肺结核患者的检出率为0.61%（17/2771），2008年为2.74%（92/3355）。检出率经卡方检验差异有统计学意义（$\chi^2=39.348$，$P<0.001$）。

（2）涂阳肺结核患者家庭密切接触者中涂阳肺结核患者发现情况

2007年涂阳肺结核患者家庭密切接触者中涂阳肺结核患者的检出率为0.36%（10/2771），2008年为0.63%（21/3355）。检出率经卡方检验差异无统计学意义（$\chi^2=2.118$，$P=0.146$）。

（3）涂阳肺结核患者家庭密切接触者中有肺结核可疑症状的活动性肺结核患者的检出情况

2007年涂阳肺结核患者家庭密切接触者中，仅对有肺结核可疑症状者进行筛查，有可疑症状的活动性肺结核患者检出率为0.61%（17/2771），2008年涂阳肺结核患者家庭密切接触者中有可疑症状的活动性肺结核患者检出率为1.37%（46/3355）。检出率经卡方检验差异有统计学意义（χ^2=8.858，P=0.003）。在2008年检出的肺结核患者中，无可疑症状肺结核患者占全部患者的50%（46/92）。

（4）家庭密切接触者中活动性肺结核患者检出率的影响因素，包括涂阳的肺结核指示病例和密切接触者两方面。指示病例肺结核可疑症状、文化程度、与密切接触者的关系，以及密切接触者的性别、肺结核可疑症状、结核病史等，是家庭密切接触者中活动性肺结核患者检出的影响因素。

五、结　　论

（1）对涂阳肺结核患者家庭密切接触者进行结核病检查的方法与目前采取的密切接触者症状筛查的方法比较，能发现更多的活动性肺结核患者。

（2）对涂阳肺结核患者家庭密切接触者全部进行结核病检查，能早期发现更多的无可疑症状的和涂阴的肺结核患者。其对于防止就诊延误和治疗延误，降低结核病疫情具有重要的流行病学意义。

（3）因涂阳肺结核患者是结核病的主要传染源，对家庭密切接触者通过患者进行间接地、回顾性的症状筛查，易造成患者的漏诊。

（4）涂阳肺结核患者对家庭密切接触者传播危害的影响因素，包括患者和密切接触者两方面。涂阳肺结核患者具有咳嗽、咳痰症状、文化程度越低，以及密切接触者为男性、具有咳嗽和咳痰症状，密切接触者为涂阳肺结核患者的父母、夫妻和兄弟姐妹等，其患病风险更大。

第一章 研究背景

肺结核是慢性呼吸道感染传染病,也是导致成人死亡的主要传染病之一。据WHO全球结核病控制报告显示,2010年,全球新发结核病患者880万,因结核病死亡110万。我国是全球22个结核病高负担国家之一,估算结核病发病人数130万,其中痰涂片阳性(简称涂阳)肺结核患者约59万。根据我国传染病网络直报系统结果显示:2010年全国报告肺结核患者99.13万,其中涂阳肺结核患者 45.67万,涂阳肺结核患者占肺结核患者总数的46.1%。

第一节 涂阳肺结核传播特点

1. 涂阳肺结核的传播特点 涂阳肺结核是结核病的主要传染源。患者通过咳嗽、咳痰、打喷嚏、高声说话等,将含有结核分枝杆菌的微滴核传播到空气中,当健康人与传染性肺结核患者近距离、长期、频繁的接触就可能受到感染,或者当传染性肺结核患者排菌量大、或同在一个密闭的空间接触,即使短时间的接触,也将受到结核菌感染的威胁。为此,涂阳肺结核患者的密切接触者是结核感染的高危人群,对其进行早期结核病筛查是提高结核病患者发现、控制疫情的一个重要手段。

2. 涂阳肺结核患者对密切接触者的危害 有报道显示,一个涂阳肺结核患者如果不进行治疗,一年将有15~20人受到结核菌感染,而受感染概率最大的人群是其密切接触者。结核病患者的密切接触者,广义的说是指与传染性肺结核患者共同暴露于同一局限的空间、经过一定的时间,有可能感染结核分枝杆菌的人员。患者传染性越强、传播时间越长,易感者与其接触时间越长、频度越高、共同暴露同一空间越狭小,感染的风险越大。根据接触者的身份和接触场所的不同,一般将接触者分为家庭、学校、监狱、工作场所和公共娱乐场所接触者等。在我国开展的密切接触者检查,主要为涂阳肺结核病患者的家庭成员、学校同班、同宿舍或同校的同学、同工厂或工地的同事,以及同监狱监区的羁押人员等。有研究表明,家庭密切接触者结核分枝杆菌新近感染率可达到 0.5%~15%,新近感染者中约5%迅速发展为活动性结核病。

第二节　国际涂阳肺结核患者的家庭密切接触者研究现状

在美国、加拿大以及欧洲等结核病疫情低的国家,国家结核病防治政策推荐对所有确诊的传染性肺结核患者进行接触者调查;在中高结核病疫情的国家,对密切接触者检查也已经进行了探索性研究,并且显示出了相应的成效,为全球开展密切接触者筛查策略,提供了经验。

1. 涂阳肺结核患者密切接触者基本筛查步骤　目前,尽管各国结核病患者密切接触者检查的程序不完全一致,但主要步骤包括以下几方面:

(1)对结核病患者的个案调查。各医疗卫生机构检查、发现肺结核患者后,应对患者进行与密切接触者调查相关内容的详细调查。对患者的基本信息、发病信息、诊疗信息进行详细询问和记录。尤其是痰涂片阳性肺结核患者近期的活动范围、活动形式和接触的人群进行重点调查。

(2)对肺结核患者传播危害进行评价。访谈的主要目的是进一步了解患者的发病时间、发病的症状(如咳嗽、打喷嚏等)、近期的活动范围、与接触者接触的地点及接触地点的环境状况等,评估患者传播的风险。通过对患者询问获得密切接触者信息,包括密切接触者姓名、住址和联系方式,筛选和确定密切接触者调查的对象。

(3)开展密切接触者调查。对名单上的接触者进行优先次序排列,优先对风险高的接触者进行访谈和医学检查,高风险的接触者为与患者接触时间长、接触频率高或免疫力低下、接触感染后易发病的人员。对风险高的密切接触者进行个案调查,开展结核病的检查(如PPD试验、痰涂片检查和胸部X线摄片检查等),获得接触者结核病感染及发病情况。在接触者检查中,如果发现二代病例,需对二代病例的密切接触者进行调查,若在同一场所发生多个二代病例,应考虑开展该现场的结核病流行病学调查。

（4）结核病流行病学关联分析。对密切接触者中检查出的结核病患者和结核感染者进行流行病学关联分析十分重要。通过三间分布（人群、时间和地理分布）的分析，确定结核病的传播链和传播风险程度。通过病例调查，尽可能详细画出病例间传播链，标明结核病患者或感染者是首发病例传播还是二代病例传播，确定其流行病学关联。对调查中收集的痰标本或其他标本开展分子流行病学检查，进一步确定结核病感染和发病的同源性。

（5）结核分枝杆菌潜伏感染（latent TB infection，LTBI）分析。在发达国家，由于结核病疫情低，人群中结核分枝杆菌潜伏感染率低，同时，由于对新生儿不接种卡介苗，所以，潜伏感染检查结果没有受到卡介苗的影响，其检查结果反映结核感染的特异性高。各国对LTBI有不同的政策规定，根据各自政策采取不同的措施，包括预防性治疗和医学随访等。

2. 涂阳肺结核密切接触者筛查效果　　由于各地的接触者检查程序、方法和范畴不同，加上各地的实际疫情也是各不相同的，所以接触者调查得到的近期感染率和肺结核患者检出率也是不同的。美国的几个州开展的肺结核接触者调查结果显示LTBI检出率为7.9%~29.6%，新患者检出率为0.54%~0.7%。1996年香港采用同心圆法对903例首发病例（包括肺结核患者和肺外结核患者）的接触者进行了检查，活动性肺结核患者检出率为1.72%。西班牙对6年内所有肺结核病患者的接触者进行了研究，显示结核菌素皮肤试验阳性率为44%，新患者发现率为5.7%，进一步的分析显示痰涂片阳性患者的接触者中新患者发现率为7.6%。印度南方的一项研究显示家中有痰涂片阳性患者的密切接触者患结核病的危险性是家中无结核病患者人群的3.4倍（95% CI 3.0~3.9）；家中有涂阴患者的家庭密切接触者患结核病的危险性是家中无结核病患者人群的1.7倍（95% CI 1.4~2.0）。冈比亚痰涂片阳性肺结核患者的家庭接触者中活动性肺结核患者的检出率为1.52%。马拉维痰涂片阳性肺结核患者的家庭接触者中结核病患者的检出率为1.74%（表1-1）。

表1-1　1990~2004年部分国家/地区结核病密切接触者检查结果

研究地点	研究时间	活动性患者数	涂阳患者数	接触者人数	参检接触者人数(参检率, %)	检出潜伏感染者数(检出率**, %)	检出患者数(检出率**, %)
美国 阿拉斯加	1999~2001	162		2 854	1 840（64.5）	145（7.9）	10（0.54）
美国 密西西比	1990~2001	2 492	1 033	33 334	31 963（96.0）	5 608（17.5）	212（0.70）
美国 加利佛尼亚	1999.7~2000.6	2 302	1 267	17 774	15 582（87.7）	4 609（29.6）	111（0.70）
中国 香港	1996.1~1996.12	903		2 678	2 381（88.9）		41（1.72）
西班牙		635	322		3 071	1 341（44.0）	176（5.70）
冈比亚 班珠尔	2002.6~2004.8		317	2 381	2 174（91.3）		33（1.52）
马拉维	2001.10~2002.5		87	461	461（100.0）		8（1.74）

*潜伏感染者检出率=检出潜伏感染者数/参检的接触者人数。

**患者检出率=检出患者数/参检的接触者人数。

3. 影响接触者检查效果的主要因素　各国结核病密切接触者调查阳性率和收益是不同的。其原因除了各国结核病疫情不同外，还有很多因素影响接触者检查的效果和收益，影响着对这项技术策略的成本效益评价和成本效用评价。归纳起来，影响接触者检查效果的因素主要有以下几个方面：

（1）调查者的态度和沟通技能。因为调查者需要与患者、接触者进行面对面的调查和交流。所以，要获得患者和密切接触者真实、完整和准确的信息，需要调查者具备熟练的沟通技能和良好、亲和的工作态度，才能取得患者和接触者的信任和配合。为此，调查前需要对调查人员进行沟通技巧、调查方法和内容的培训。

（2）确定接触者的调查范围。各国的接触者调查范围是不同的，发达国家调查各种类型的结核病患者（包括肺结核病和肺外结核病患者）的接触者。有些国家调查肺结核病患者的接触者或涂阳肺结核病患者的接触者。不同类型的结核病患者的传染性不同，导致他们的接触者被感染的可能性也是不同的。因接触者名单主要由患者提供，这就会导致患者由于各种原因（如避免歧视、害怕失业等）提供一些错误的名单和信息，尤其是在工作接触者和日常接触者的名单方面。

（3）患者的传染性和与接触者的接触频度、时间和方式以及接触环境地点。不同类型的结核病患者的传染性是不同的，其中以喉结核和涂阳肺结核患者的传染性最强。涂阳肺结核患者的接触者中肺结核患者的检出率高于其他类型患者的接触者，涂阳患者的排菌量与其接触者的感染率呈正相关。接触者与患者接触的频度越大、时间越长、接触的方式越亲密，结核分枝杆菌越容易传播。

（4）接触者与患者接触地点的环境，对接触者是否被感染有着很大的影响。接触环境空间越狭小，空间通气和空气流动性越不好，结核病就越容易得到传播和扩散。

（5）接触者的年龄、身体状态、易感性（药物免疫抑制、HIV等）等接触者本身的身体状况也是影响接触者检查结果的重要因素。相同条件下，儿童和老人、自身体质差、HIV感染者和艾滋病患者及其他因器官移植等服用免疫抑制剂的人，更容易被感染或者被感染后更容易发展成为结核病。

（6）接触者的配合。接触者是否配合也是影响接触者检查结果的重要因素。接触者害怕自己被感染并遭受社会或周围人群的歧视，或者对检查的目的、意义不明确，了解不多，怕麻烦和不理解，会导致接触者对工作人员的调查配合不够，从而影响信息的获取和检查的收益。

（7）经济地理因素。经济发展水平可以从一定程度上反映该地区的医疗服务能力、卫生资源的投入和民众可接受医疗服务的资源数量。经济发展水平越高，越有利于患者的及时诊断和治疗以及接触者调查的进行。研究也证明了传染性肺结核患者对接触者的传染时间主要发生在出现传染性症状（如咳嗽、咳痰等）到未被发现和治疗前的一段时间，这段时间越长，传染的可能性就越大。经济、地理因素会影响接触者出现各种延迟，如就医延迟、诊断延迟和治疗延迟等。

（8）对结核病认知因素。对肺结核病的认知程度影响人们与肺结核患者接触的方式。对结核病相关知识了解得越多，肺结核患者及其密切接触者在接触时会更倾向于采取一些保护性措施，在相同的条件下越不容易被感染；反之，就越容易被感染。

（9）检查方法、步骤、试验、试剂等问题。由于各国结核病疫情、经济状况、公共卫生服务体系不同，以致对结核病防治投入的资源也不相同。所以，各国进行的接触者调查所采用的方法、检查范围、具体的操作程序也不相同，最终的检查结果也有较大的差别。

第三节 我国涂阳肺结核患者密切接触者筛查情况

我国结核病防治规划或不同地区开展的肺结核患者接触者调查研究，多针对涂阳肺结核患者的密切接触者进行检查。

1. 不同地区涂阳肺结核密切接触者调查研究 湖北一项涂阳肺结核患者家庭密切接触者调查结果显示，密切接触者中痰涂片阳性肺结核患者检出率为0.93%，而且提示对排菌量"2+"以上患者的家庭密切接触者以及接触者中小于15岁年龄组和大于55岁年龄组家庭密切接触者中进行痰涂片筛查，发现更多的痰涂片阳性患者。山东德州的学校内暴发调查显示密切接触者中PPD试验强阳性者的检出率为38.24%，活动性肺结核患者检出率为11.76%，检出的8例患者中，7例与课堂座位有前后关系。广西、内蒙古、河南和福建等地区研究显示，痰阳肺结核患者的家庭密切接触者中的活动性肺结核患者的检出率分别为1.70%、2.93%、4.80%和5.82%，平均检出率为3.28%。分析显示密切接触者发现与涂阳患者的排菌量呈正相关（表1-2）。

表1-2 我国部分地区涂阳肺结核患者密切接触者肺结核患者检出情况

研究地点	研究时间	痰涂片阳性患者数	接触者人数	参检接触者人数（参检率，%）	检出活动性患者数（检出率*，%）	检出痰涂片阳性患者数（检出率*，%）
湖北	1992~2001	8 672	38 430	36 423（94.8）	-	357（0.93）
山东	2002~2003	1	68	68（100.0）	8（11.76）	2（2.94）
南宁	2005.1~2005.12	1 124	4 271	3 941（92.3）	67（1.70）	30（0.76）
包头	2005~2006	2 122	5 394	5 317（98.6）	156（2.93）	87（1.64）
郑州	2002~2006	903	4 064	3 832（94.3）	184（4.80）	64（1.67）
武平	2005~2006	263	875	875（100.0）	51（5.82）	24（2.74）

*患者检出率=检出患者数/参检接触者人数。

2. 全国涂阳患者密切接触者筛查情况 2006年，我国卫生部下发了关于对"痰涂片阳性肺结核患者密切接触者筛查"的通知，提出在全国对涂阳肺结核患者的密切接触者进行免费检查。并以县为单位按照家庭成员密切接触和家庭成员以外的密切接触者两类进行统计，并上报到结核病监测报告系统。

（1）2007~2008年全国涂阳肺结核患者密切接触者肺结核患者检出率：2007年和2008年家庭密切接触者肺结核检出率分别为2.23%和0.87%，非家庭成员密切接触者肺结核患者检出率分别为2.28%和0.90%（表1-3、表1-4）。

表1-3　2007~2008年全国涂阳肺结核患者家庭密切接触者肺结核患者发现情况

时间（年）	接触者数	检查人数	发现肺结核患者数			受检率（%）	检出率（%）		
			涂阳	涂阴	合计		涂阳	涂阴	合计
2007	847 566	699 377	2 772	12 824	15 596	82.52	0.40	1.83	2.23
2008	798 413	667 346	1 417	4 357	5 774	83.58	0.21	0.65	0.87

表1-4　2007~2008年全国涂阳肺结核患者非家庭密切接触者肺结核患者发现情况

时间（年）	接触者数	检查人数	发现肺结核患者数			受检率（%）	检出率（%）		
			涂阳	涂阴	合计		涂阳	涂阴	合计
2007	156 093	129 554	445	2 507	2 952	83.00	0.34	1.94	2.28
2008	129 724	109 933	223	764	987	84.74	0.20	0.69	0.90

（2）2007~2008年全国涂阳肺结核患者家庭和非家庭密切接触者肺结核患者检出数构成比：对家庭密切接触者和非家庭密切接触者肺结核检出数量比较，2007年和2008年家庭密切接触者检出肺结核患者数占总患者数的84.08%和85.40%，非家庭密切接触者分别占15.92%和14.60%（表1-5）。

表1-5　2007~2008年全国涂阳肺结核患者家庭和非家庭密切接触者肺结核患者检出数构成比

时间（年）	发现肺结核患者数						构成比（%）					
	家庭密切接触者			非家庭密切接触者			家庭密切接触者			非家庭密切接触者		
	涂阳	涂阴	合计	涂阳	涂阴	合计	涂阳	涂阴	合计	涂阳	涂阴	合计
2007	2 772	12 824	15 596	445	2 507	2 952	86.17	83.65	84.08	13.83	16.35	15.92
2008	1 417	4 357	5 774	223	764	987	86.40	85.08	85.40	13.60	14.92	14.60

第二章 研究设计

自2006年我国开展涂阳肺结核患者家庭密切接触者筛查工作以来,我国尚没有对其筛查程序和效果进行系统的评价。为此,本研究拟采用分层抽样的方法,开展涂阳肺结核患者家庭密切接触者筛查的前瞻性研究,并与现行方法发现的肺结核患者进行对照分析。

第一节 研究目的和内容

1. 研究目的
(1)评价现行的涂阳肺结核患者家庭密切接触者筛查程序和方法。
(2)研究涂阳肺结核患者家庭密切接触者不同筛查程序的患者发现效果。
(3)分析涂阳肺结核患者与家庭密切接触者中患者发现的影响因素。

2. 研究内容
(1)了解现行涂阳肺结核患者家庭密切接触者的筛查程序。
(2)不同调查方法对涂阳肺结核患者家庭密切接触者中肺结核患者检出率的影响。
(3)涂阳肺结核患者家庭密切接触者中肺结核患者检出的影响因素。

第二节 研究对象和病例定义

1. 研究对象 包括涂阳肺结核患者和家庭密切接触者。
(1)涂阳肺结核患者(smear-positive pulmonary tuberculosis):指研究期间在抽样地区登记的所有涂阳肺结核患者(包括初治和复治涂阳肺结核患者)。按照肺结核诊断标准(WS288-2008),凡符合下列三项之一者为涂阳肺结核病例。

1）2份痰标本直接涂片抗酸杆菌镜检阳性。

2）1份痰标本直接涂片抗酸杆菌镜检阳性加肺部影像学检查符合活动性肺结核影像学表现。

3）1份痰标本直接涂片抗酸杆菌镜检阳性加1份痰标本结核分枝杆菌培养阳性。

（2）家庭密切接触者（household close contact）：在涂阳肺结核患者本次确诊登记前3个月内，与患者共同生活的家庭成员，包括与患者户口在一起和户口不在一起的家庭成员。

2. 研究相关的病例定义

（1）肺结核可疑症状（suspicious symptom）：指咳嗽、咳痰2周及以上、咯血或血痰是肺结核的主要症状，胸闷、胸痛、低热、盗汗、乏力、食欲减退和体重减轻等为肺结核患者的其他常见症状。

（2）活动性肺结核（active pulmonary tuberculosis）：新诊断的或正在进行抗结核治疗但未治愈的肺结核患者。包括涂阳和涂阴肺结核患者。

（3）涂阴肺结核（smear-negative pulmonary tuberculosis）：按照肺结核诊断标准（WS288-2008），凡符合下列条件之一者为临床诊断病例即涂阴肺结核。

1）3次痰涂片阴性，胸部影像学检查显示与活动性肺结核相符的病变且伴有咳嗽、咳痰、咯血等肺结核可疑症状。

2）3次痰涂片阴性，胸部影像学检查显示与活动性肺结核相符的病变且结核菌素试验强阳性。

3）3次痰涂片阴性，胸部影像学检查显示与活动性肺结核相符的病变且抗结核抗体检查阳性。

4）3次痰涂片阴性，胸部影像学检查显示与活动性肺结核相符的病变且肺外组织病理检查证实为结核病变者。

5）3次痰涂片阴性的疑似肺结核病例经诊断性治疗或随访观察可排除其他肺部疾病者。

（4）肺外结核病（extra-pulmonary tuberculosis）：是指由结核分枝杆菌感染肺部以外脏器引起的临床结核病，如结核性脑膜炎、胃结核、肠结核和骨结核等。

（5）初治结核病患者（initial treatment tuberculosis patient）：有下列情况之一者：①从未因结核病应用过抗结核药品治疗；②正进行标准化疗方案规律用药而未满疗程（登记分类以治疗开始时为准）；③不规则化疗未满1个月。

（6）复治结核病患者：（retreatment tuberculosis patient）有下列情况之一者：①因结核病不合理或不规律应用抗结核药品治疗1个月及以上；②初治失败和复发。

（7）指示病例（index case）：本研究的指示病例是指在抽样地区新登记的涂阳肺结核患者（包括初治和复治肺结核患者），以他作为传染源进行家庭密切接触者调查，在分析中将他作为指示病例。

第三节 样本量及现场的确定

1. 样本量的计算

（1）计算家庭密切接触者人数

采用样本量计算公式：$N \approx 100 \times q/p$

p 为涂阳肺结核患者家庭密切接触者中活动性肺结核患者的检出率，采用我国几个地区研究的平均水平，定为 $p=3.28\%=0.0328$

$$q = 1-p = 1-3.28\% = 96.72\% = 0.9672$$

N 为样本量，即需调查涂阳肺结核患者家庭密切接触者人数。

公式计算得出：

$$N \approx 100 \times 0.9672/0.0328 = 2950 \text{人}$$

按家庭密切接触者中不能接受检查的人数为10%计算，总样本量为3278人。

（2）计算涂阳肺结核患者数：2007年中国统计学年鉴显示，2006年平均每户人口为3.17人，即1例涂阳肺结核患者家庭平均有2.17人作为密切接触者，则共需调查涂阳肺结核患者 $3278/2.17 \approx 1510$ 例。平均每个县调查涂阳性肺结核患者180~200例。

2. 现场的确定

（1）召开专家咨询会，确定研究省份。将全国（除港澳台）31个省（自治区、直辖市），按照我国经济发展的分类方法分为东部、中部和西部三个区域，再在东部地区中分出京津沪地区，共计4个区域。在各区域中，按照经济条件、结核病的疫情情况、目前已经开展涂阳肺结核患者家庭密切接触者调查工作情况及研究能力和工作基础，确定了北京市、江苏省、湖南省和四川省。

（2）讨论制定入选县（区）的标准

1）2006年涂阳性肺结核患者登记数在200例以上，或者该县（区）总人口数大于50万。

2）自2006年我国卫生部下发了关于对"痰涂片阳性肺结核患者密切接触者筛查"的通知后，该县（区）已经开展了涂阳肺结核患者家庭密切接触者筛查工作，并对家庭密切接触者筛查有完整的资料记录。

3）该县（区）结核病防治机构具有开展本研究的能力和人员，愿意合作开展本研究工作。

（3）抽取研究县（区）。各省按照研究县（区）的入选标准进行初选，最终与国家级研究组讨论选定了4省（市）的8个县（区）：北京市宣武区、房山区，江苏省睢宁县、沛县，湖南省湘潭县、平江县，四川省中江县、三台县作为研究现场。

第四节　研究方法和技术路线

1. 研究方法

（1）文献回顾

1）查阅国际和国内有关肺结核患者密切接触者筛查的政策性文件、筛查策略、方法和结果评价。

2）利用我国结核病网络直报系统数据，统计分析8个研究现场涂阳肺结核患者登记情况。

3）讨论本研究中密切接触者的定义和分类。

（2）召开专家研讨会

1）根据卫生部下发的关于对"痰涂片阳性肺结核患者密切接触者筛查"的内容和程序，设计《2007年涂阳肺结核患者密切接触者调查表》（见附录1）。

2）根据本研究的目的和研究内容，对照《2007年涂阳肺结核患者密切接触者调查表》，设计《2008年涂阳肺结核患者及家庭密切接触者调查表》（见附录2）。

3）讨论研究实施细则、研究期间督导、监督调查表、资料收集方法、肺结核患者诊断标准和方法。

（3）现场预试验

1）制定预试验实施计划。

2）选择湖南省平江县进行现场研究预试验。由国家级及省、地、县各级专家和研究人员共同参与。对该县2007年1季度《结核病患者登记本》、《密切接触者调查登记本》、结核病网络直报系统录入的涂阳肺结核患者信息、病案信息中的有关内容，填至《2007年涂阳肺结核患者密切接触者调查表》中。

3）根据预试验结果，修改完善《2007年涂阳肺结核患者密切接触者调查表》。

（4）涂阳肺结核患者密切接触者现况调查

1）资料收集：收集从2007年1月1日开始，8个县（区）登记的涂阳肺结核患者资料和家庭密切接触者检查资料，并填入到《2007年涂阳肺结核患者密切接触者现状调查表》中。

2）各县收集200例涂阳肺结核患者和他的家庭密切接触者资料。

（5）涂阳肺结核患者密切接触者前瞻性调查

1）调查时间：从2008年1月1日开始，采取连续选例的方法，对调查点诊断登记的新涂阳肺结核患者200例进行家庭密切接触者调查。

2）家庭密切接触者调查方法：对15岁及以上的成年人进行胸部X线检查和痰涂片检查，对15岁以下的儿童先进行结核菌素试验，对结核菌素试验强阳性者进行胸部X线检查和痰涂片检查。

3）将涂阳肺结核信息和密切接触者信息，填入《2008年涂阳肺结核患者及家庭密切接触者调查表》中。

（6）将2007年和2008年收集的涂阳肺结核患者和家庭密切接触者资料录入数据库，进行统计比较分析。

2. 研究技术路线（图2-1）

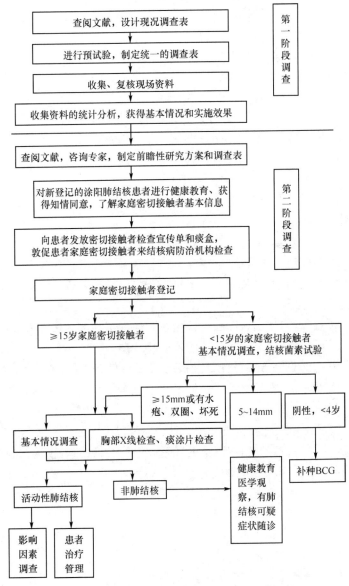

图2-1 涂阳肺结核密切接触者检查研究技术路线图

第五节 伦理学描述

1. 伦理学审核

(1) 本研究实施方案、实施细则、问卷调查表均获得中国结核病实施性研究伦理委员会的审核批准。

(2) 对涂阳肺结核患者和家庭密切接触者调查前,均获得本人或监护人的知情同意,并签署知情同意书后方可实施。知情同意书见附录3。

(3) 密切接触者胸部X线摄片检查、痰涂片检查或结核菌素试验的费用,由国家结核病防治规划中密切接触者筛查的相关经费和课题经费中支出,不增加受检者检查的经济负担。

2. 信息的利用和保存

(1) 涂阳肺结核患者和家庭密切接触者问卷调查的个人信息、检查和诊断、治疗信息仅作为本研究使用,这些信息不会给被调查者的生活带来不良影响。其信息和内容不会向任何人或机构透露。

(2) 在信息的录入和分析阶段,对每个被调查者进行编码录入和分析,确保个人信息的保密。

(3) 现场研究结束后,与研究相关的调查表等资料由课题组统一收集和保存,并确保在保存期间信息不被外泄。

第三章 现场调查

第一节 调查前准备

1. 人员培训

（1）培训对象和方法：由国家级研究组专家负责组织对四省（市）和地、县课题组研究人员进行培训。

（2）培训内容

1）研究方案、实施细则和技术路线。

2）涂阳肺结核患者和密切接触者中肺结核患者的诊断方法和诊断标准。

3）调查表格的填写。

4）研究期间的督导、监控。

5）资料的收集和统计分析。

2. 物质准备

（1）研究实施方案、细则、患者和密切接触者调查表格，由课题组统一印刷下发。

（2）门诊病人登记本、肺结核患者登记本、痰涂片检查试剂和登记本、密切接触者检查登记本、胸部X线摄片检查材料等，纳入各地结核病防治规划实施工作指南的要求执行。

第二节 涂阳肺结核患者密切接触者现况调查

1. 涂阳肺结核患者抽样

（1）国家级课题组专家利用全国结核病网络直报系统中肺结核患者个案信息，分别对8个抽样县（区）2007年1月1日开始登记录入的涂阳肺结核患者的信息全部导出，导出的病例总数为200例或到2007年12月31日。

（2）将导出的涂阳肺结核患者的信息填入《2007年涂阳肺结核患者

密切接触者调查表》中,并进行内容完整性、逻辑性核对。

2. 现场调查

(1)携带已经填入的表格到各县结核病防治机构研究现场,根据该县《门诊病人登记本》、《结核患者登记本》、《实验室登记本》、《涂阳肺结密切接触者调查登记本》和肺结核患者病案等资料,将有关信息填入《2007年涂阳肺结核患者密切接触者调查表》。

(2)对收集200例涂阳性肺结核患者及其家庭密切接触者的信息进行现场核实。

第三节 涂阳肺结核患者密切接触者前瞻性调查

1. 涂阳肺结核患者的选例

(1)选例方法:采取整群、连续抽样的方法,将8个县(区)2008年1月1日新登记的涂阳肺结核患者纳入家庭密切接触者调研对象。每个县(区)纳入涂阳肺结核患者200例或到2008年12月31日。

(2)涂阳肺结核患者的诊断登记:对研究期间肺结核可疑症状者进行胸部X线摄片检查,同时进行3次痰涂片检查,对诊断的涂阳肺结核患者,在《结核病患者登记本》上登记,建立肺结核病历、同时调查完成《2008年涂阳肺结核患者家庭密切接触者调查表》中的涂阳肺结核患者信息。

2. 家庭密切接触者检查

(1)获得家庭密切接触者信息。由门诊医生对登记的涂阳肺结核患者进行询问,了解患者家庭成员的人数和家庭密切接触者人数;将家庭成员和密切接触者的姓名、性别、年龄、与患者的关系等信息记录在《2008年涂阳肺结核患者及家庭密切接触者调查表》中。

(2)通知家庭密切接触者检查

1)对登记的涂阳肺结核患者进行健康教育,说明家庭密切接触者检查的重要性。根据患者提供的家庭密切接触者人数,给每个家庭密切接触者带回一份《家庭密切接触者免费检查通知单》,由患者回家通知家庭密切接触者到县(区)结核病防治机构进行检查。

2）根据家庭密切接触者人数，按照每个接触者两个痰标本盒发给患者，一个收集密切接触者就诊当日晨痰，另一个收集就诊前一日夜间痰。在痰盒上注明接触者姓名，由患者带回家。在发放痰盒时，教会患者如何留取合格的痰标本，并敦促家庭密切接触者在1周内到结核病防治机构进行检查。

3）如果家庭密切接触者1周内未来进行检查，县结核病防治机构研究人员电话联系患者家里或通过乡村医生的电话和（或）入户宣传，敦促密切接触者到结核病防治机构进行检查。

（3）家庭密切接触者检查程序

1）家庭接触者登记：根据密切接触者免费检查通知单、询问家庭结核病患者姓名等有关信息后，找出该户的《2008年涂阳肺结核患者密切接触者调查表》，确保密切接触者与涂阳肺结核患者家庭信息一致。

2）痰涂片检查：给家庭密切接触者开3张痰标本检查单，嘱其将带来的两份痰标本送痰检室；并由痰检工作人员发放1个痰标本盒，告诉其再留一份合格的即时痰。

3）胸部X线检查：对于15岁以上的成人密切接触者，在开痰涂片检查单的同时，开胸部X线摄片单进行照片检查；对于0~14岁儿童密切接触者，先进行PPD试验，对PPD试验平均直径≥15mm或<15mm，但局部有水疱、坏死及双圈的儿童再做胸部X线摄片。

4）将密切接触者检查的各项结果及时填入《2008年涂阳肺结核患者及密切接触者调查表》中。如果密切接触者被诊断为肺结核患者，需要建立患者病案。

5）在研究期间，首次检查无症状的家庭密切接触者，如出现肺结核可疑症状再次来结防机构就诊，须在《涂阳肺结核患者及密切接触检查登记表》上追加一条记录，并在"备注"栏进行说明。

第四节 肺结核患者的诊断和治疗管理

1. 肺结核患者的诊断

（1）诊断标准：涂阳和涂阴肺结核患者的诊断标准，均按照肺结核诊断标准（WS288-2008）和《中国结核病防治规划实施工作指南》的要求执行。

（2）诊断方法：县结核病防治机构成立研究诊断小组，根据受检者胸部X线摄片、痰涂片检查结果、临床资料等，进行集体诊断。对诊断的涂阳和涂阴肺结核患者，由省级研究小组专家复核。最终由国家级专家进行验收确定。

国家级专家验收的办法，即对所有异常胸部X线摄片用数码拍照后，结合痰涂片检查结果和临床资料等，进行集体讨论验收。如与原诊断结果不相符者，进一步进行检查和鉴别诊断。

2. 肺结核患者的治疗管理 各县（区）在研究中发现的密切接触者中的活动性和涂阳肺结核患者，均纳入当地结核病防治规划，对患者进行登记、疫情报告、免费治疗和管理。

第五节 现场督导与质量监控

1. 现场督导

（1）督导时间：对2008年前瞻性调查研究期间，地市级每月对调查县（区）的研究情况进行一次督导，省级三个月督导一次，国家级半年督导一次。

（2）督导的内容

1）各县（区）涂阳肺结核患者的发现登记进度、家庭密切接触者检查程序是否按照实施细则的要求进行。

2）各县（区）肺结核患者和家庭密切接触者检查、诊断质量是否符合有关要求。

3）调查表的填写内容是否及时、完整、准确。

4）研究工作中存在的困难和问题以及解决问题的办法。

2. 质量监控

（1）通过现场督导，加强质量控制。

（2）各县（区）每月逐级上报质量监控表。

第六节 资料整理与统计分析

1. 资料整理

（1）收集研究调查表。由国家级课题组和省级专家对2007年和2008

年调查表逐一进行现场验收,对填入的信息与原始表进行核对,达到符合细则的要求。

(2)分别使用EPIDATA3.1建立数据库,采取双录入的方法,由国家级统一进行录入。

(3)资料分析阶段新创建的所有文件均及时备份。对所有新创建的变量,在全部分析过程,均详细记录,以确保整个分析过程信息完全重复。

2. 资料统计分析

(1)对调查数据采用SPSS16.0软件进行统计分析。

(2)对2007年和2008年两年检出情况的比较和检出情况影响因素单因素分析采用列联表χ^2检验;对影响因素的多因素分析采用logistic回归分析方法。本研究中所有检验均为双侧检验,检验水准采用0.05,$P<0.05$认为差异有统计学意义。

第四章 研究结果

第一节 基本情况

1. 肺结核患者登记情况 2006年全国总人口数约为13.1亿,全国活动性肺结核患者登记率为73.89/10万,涂阳肺结核患者登记率为41.61/10万。

北京、江苏、湖南和四川4个省、直辖市的活动性肺结核患者登记率15.03/10万~82.65/10万,涂阳患者登记率为5.61/10万~51.69/10万。

8个研究现场县(区)的人口数均超过50万,活动性肺结核患者登记率为21.61/10万~82.65/10万,涂阳患者登记率为8.51/10万~61.57/10万。除北京市宣武区和房山区,其余6个现场2006年涂阳肺结核患者登记数均超过200例。8个现场2007年均开展了涂阳肺结核患者密切接触者筛查工作,符合课题现场研究的入选标准(表4-1)。

表4-1 2006年8县(区)涂阳肺结核患者登记情况

单位	人口数(万)	活动性肺结核登记数	活动性肺结核登记率(/10万)	涂阳肺结核患者登记数	涂阳肺结核患者登记率(/10万)
北京市					
宣武	56	121	21.61	62	11.07
房山	74	131	17.70	63	8.51
湖南省					
湘潭	112	670	59.82	409	36.52
平江	102	843	82.65	628	61.57
四川省					
中江	142	1038	73.10	601	42.32
三台	145	910	62.76	689	47.52
江苏省					
睢宁	132	975	73.86	571	43.26
沛县	120	857	71.42	480	40.00

2. 2007年涂阳肺结核患者密切接触者筛查程序和方法 2006年卫

生部下发了痰涂片阳性肺结核患者密切接触者调查的通知,并提出了筛查的程序。现场研究发现,各地执行程序和方法不同。

(1) 北京市涂阳肺结核患者密切接触者筛查程序:区结核病防治所登记的涂阳肺结核患者进行健康教育后,要求患者家庭成员中所有15岁及以上的成人密切接触者,包括有肺结核可疑症状和无肺结核可疑症状的成员,均到区结核病防治所进行胸部X线摄片检查和痰涂片检查,对于15岁以下的儿童先进行结核菌素试验,对结核菌素试验强阳性者进行胸部X线摄片检查和痰涂片检查。

(2) 江苏和湖南省采取的方法:由县级结核病防治机构门诊医生对涂阳肺结核患者进行问诊,了解其家庭密切接触者是否有肺结核可疑症状,对有症状的家庭密切接触者进行登记,由患者通知有肺结核可疑症状的家庭密切接触者到县级结核病防治机构进行胸部X线摄片和痰涂片检查。

(3) 四川省在县级结核病防治机构诊断涂阳肺结核患者以后,把涂阳肺结核患者的信息反馈给当地乡镇防保人员,乡镇防保人员对涂阳肺结核患者进行询问,并督促患者家庭中有肺结核可疑症状的密切接触者到乡镇中心卫生院进行胸部X线摄片和痰涂片检查,对肺结核患者和高度可疑者推荐到县级结核病防治机构进行进一步的确诊。

第二节 涂阳肺结核患者家庭密切接触者调查

一、2007年涂阳肺结核患者家庭密切接触者调查情况

在2007年调查中,北京市宣武区和房山区是对全部家庭密切接触者进行调查,与其他3省6县的密切接触者调查对象不一致。故在2007年的结果分析中分析6县(区)的结果。

1. 家庭密切接触者中肺结核可疑症状情况 2007年6县(区)共回顾性调查涂阳肺结核患者1370例,其中188例(占13.72%)涂阳肺结核患者没有登记肺结核可疑症状的家庭密切接触者,1182例(占86.28%)涂阳肺结核患者中,家庭密切接触者中有肺结核可疑症状者3067例,平均每例涂阳肺结核患者的家庭密切接触者中有肺结核可疑症状者2.59人。

2. 家庭密切接触者中肺结核可疑症状者检查情况 在3067例肺结核可疑症状者中,进行结核病检查2771例,受检率为90.35%,检出活动性肺结核患者17例,平均检出率为0.61%,其中检出涂阳肺结核患者10例,平均检出率为0.36%(表4-2)。

表4-2 2007年6县(区)涂阳肺结核患者家庭密切接触者调查情况

县(区)	涂阳肺结核患者数			应检查家庭密切接触者中有肺结核可疑症状者数	实际检查家庭密切接触者中有肺结核可疑症状者数(受检率,%)	肺结核可疑症状者中肺结核患者检出数(检出率,%)	
	家庭密切接触者中有肺结核可疑症状的涂阳患者数	家庭密切接触者中无肺结核可疑症状的涂阳患者数	合计			涂阳患者数	活动性患者数
湘潭	87	156	243	136	135(99.26)	0(0.00)	1(0.74)
平江	243	23	266	416	220(52.88)	4(1.82)	5(2.27)
中江	199	6	205	581	521(89.67)	2(0.38)	2(0.38)
三台	228	0	228	668	629(94.16)	2(0.32)	4(0.64)
睢宁	202	1	203	597	597(100.00)	0(0.00)	2(0.34)
沛县	223	2	225	669	669(100.00)	2(0.30)	3(0.45)
合计	1182	188	1370	3067	2771(90.35)	10(0.36)	17(0.61)

二、2008年涂阳肺结核患者家庭密切接触者调查情况

1. 家庭密切接触者中肺结核可疑症状情况 2008年共调查涂阳肺结核患者1651例,其中72例(占6.12%)涂阳肺结核患者没有登记家庭密切接触者,1579例(93.88%)涂阳肺结核患者有家庭密切接触者3381例,平均每个涂阳肺结核患者家庭中有密切接触者2.14人。

2. 家庭密切接触者中肺结核可疑症状者检查情况 在3381例家庭密切接触者中,进行结核病检查3355例,受检率为99.23%。家庭密切接触者中检出活动性肺结核患者92例,检出率为2.74%,其中检出涂阳肺结核患者21例,检出率为0.63%(表4-3)。

表4-3 2008年8县（区）涂阳肺结核患者家庭密切接触者调查情况

县（区）	涂阳肺结核患者数			应检查家庭密切接触者数	实际检查家庭密切接触者数（受检率，%）	家庭密切接触者中肺结核患者检出数（检出率，%）	
	有家庭密切接触者的涂阳患者数	无家庭密切接触者的涂阳患者数	合计			涂阳患者	活动性患者数
房山	89	6	95	179	179（100）	1（0.56）	1（0.56）
宣武	86	13	99	187	184（98.40）	0（0.00）	1（0.54）
湘潭	203	35	238	350	343（98.00）	5（1.46）	20（5.83）
平江	235	1	236	320	318（99.38）	2（0.63）	6（1.89）
中江	228	0	228	707	706（99.86）	0（0.00）	2（0.28）
三台	271	0	271	575	574（99.83）	2（0.35）	4（0.70）
睢宁	215	17	232	648	636（98.15）	6（0.94）	34（5.35）
沛县	252	0	252	415	415（100.00）	5（1.20）	24（5.78）
合计	1579	72	1651	3381	3355（99.23）	21（0.63）	92（2.74）

第三节　家庭密切接触者不同结果比较

1. 家庭密切接触者中肺结核患者检出率比较　2007年涂阳肺结核患者家庭密切接触者中活动性肺结核患者的检出率为0.61%，2008年为2.74%。2008年家庭密切接触者中活动性肺结核患者检出率高于2007年。经卡方检验差异有统计学意义（χ^2=39.348，P<0.001）。

2007年涂阳肺结核患者家庭密切接触者中涂阳肺结核患者的检出率为0.36%，2008年为0.63%。检出率经卡方检验差异无统计学意义（χ^2=2.118，P=0.146）（表4-4）。

表4-4 家庭密切接触者中肺结核检出情况比较

患者类型	时间（年）	肺结核患者诊断		合计（例）	χ^2值	P值
		患者（例）	非患者（例）			
活动性肺结核	2007	17	2754	2771	39.348	<0.001
	2008	92	3263	3355		
	合计	109	6017	6126		
涂阳肺结核	2007	10	2761	2771	2.118	0.146
	2008	21	3334	3355		
	合计	31	6095	6126		

2. 家庭密切接触者中涂阳和涂阴肺结核患者检出比例比较 对家庭密切接触者中检出的活动性肺结核中涂阳和涂阴患者的分布进行分析，2007年检出的活动性肺结核患者中，涂阳和涂阴患者的检出比例与2008年不同，2007年检出的涂阳患者的比例为58.82%，高于2008年22.83%。经卡方检验差异有统计学意义（$\chi^2=7.453$，$P=0.006<0.05$）（表4-5）。

表4-5 家庭密切接触者中检出的活动性肺结核中涂阳和涂阴患者比例比较

时间（年）	活动性肺结核		合计	涂阳患者占总患者的比例（%）	χ^2值	P值
	涂阳患者	涂阴患者				
2007	10	7	17	58.82	7.453	0.006
2008	21	71	92	22.83		
合计	31	78	109	28.44		

3. 肺结核可疑症状者肺结核患者检出情况 2008年涂阳肺结核患者家庭密切基础者中，检出的92例活动性肺结核患者中，有肺结核可疑症状者46例，占患者总数的50%，家庭密切接触者中有肺结核可疑症状者肺结核检出率为1.37%（46/3355）。2007年家庭密切接触者中有肺结核可疑症状者肺结核检出率为0.61%（17/2771）。检出率2008年高于2007年。经卡方检验差异有统计学意义（$\chi^2=8.858$，$P=0.003<0.05$）（表4-6）。

表4-6 肺结核可疑症状者中活动性肺结核患者检出情况

时间（年）	活动性肺结核患者（例）		合计（例）	χ^2值	P值
	是	否			
2007	17	2754	2771	8.558	0.003
2008	46	3309	3355		
合计	63	6063	6126		

第四节 单因素影响分析

1. 不同特征的指示病例与密切接触者患病的影响因素 根据2008年收集的涂阳肺结核患者的家庭密切接触者调查资料，对指示病例相关因素进行了分析。其主要的影响因素见表4-7。

表4-7 不同特征的指示病例其家庭密切接触者中活动性肺结核患者检出情况

指示病例特征		家庭密切接触者检查人数	检出活动性肺结核患者数	检出率（%）	χ^2值	P值
性别	男	2388	55	2.30	5.987	0.014
	女	967	37	3.83		
年龄（岁）	0~	12	1	8.33		
	15~	1574	44	2.80	—	0.469
	45~	736	18	2.45		
	60~	1031	29	2.81		
文化程度	文盲	552	18	3.26		
	小学	1046	34	3.25		
	初中	1133	28	2.47	5.621	0.229
	高中/中专	483	10	2.07		
	大专及以上	102	0	0		
居住地	城市	248	5	2.02		
	城镇	225	4	1.78	1.699	0.428
	农村	2798	83	2.97		
职业	工人	146	4	2.74		
	农民	2554	77	3.01		
	政府事业单位人员	61	2	3.28		
	商业服务人员	121	3	2.48	4.369	0.736
	医务人员	5	0	0		
	教师学生	154	2	1.30		
	离退休人员	96	1	1.04		
	其他	159	3	1.89		
咳嗽、咳痰症状	有	3057	90	2.59	5.260	0.022
	无	298	2	0.67		
治疗分类	初治	3089	80	2.65	3.785	0.052
	复治	258	12	4.65		
痰涂片结果	1+	1193	34	2.85		
	2+	1023	29	2.83	9.005	0.029
	3+	440	20	4.55		
	4+	572	8	1.40		
空洞	有	868	26	3.00	0.323	0.570
	无	2471	65	2.63		
合并其他结核	有	147	3	2.04	0.079	0.779
	无	3197	89	2.78		
合并症	有	206	5	2.43	0.086	0.769
	无	3138	87	2.77		

（1）性别：在3355例家庭密切接触者中，经过卡方检验，不同性别指示病例的密切接触者中活动性肺结核患者的检出率差异有统计学意义（$P<0.05$）。不同性别指示病例的密切接触者中活动性肺结核患者检出情况不同，女性指示病例的家庭密切接触者发病的可能性高于指示病例为男性的家庭密切接触者（OR=1.69，95% CI 1.11~2.58）。

（2）年龄：不同年龄组指示病例的密切接触者中活动性肺结核患者的检出率，经卡方检验差异无统计学意义（$P>0.05$）。

（3）文化程度：不同文化程度指示病例的密切接触者中活动性肺结核患者的检出率，经卡方检验，差异无统计学意义（$P>0.05$）。

（4）居住地：不同居住地指示病例密切接触者中活动性肺结核患者的检出率，经卡方检验，差异无统计学意义（$P>0.05$）。

（5）职业：不同职业指示病例密切接触者中活动性肺结核患者的检出率，经卡方检验差异无统计学意义（$P>0.05$）。

（6）咳嗽、咳痰症状：指示病例是否有咳嗽、咳痰症状，其密切接触者中活动性肺结核患者的检出率，经卡方检验，差异有统计学意义（$P<0.05$）。由表4-7可以看出有咳嗽、咳痰症状的指示病例的密切接触者中活动性肺结核患者检出率高于无咳嗽咳痰症状的指示病例的家庭密切接触者中活动性肺结核患者检出率（OR=4.489，95% CI 1.100~18.320）。

（7）治疗分类：复治涂阳肺结核患者与初治涂阳肺结核患者的家庭密切接触者中的活动性肺结核患者检出率，经卡方检验，差异无统计学意义（$P>0.05$），但是$P=0.052$接近0.05，提示治疗分类可能为影响因素（OR=1.84，95% CI 0.99~3.41）。

（8）痰排菌量：痰涂片不同排菌量的指示病例其密切接触者中活动性肺结核患者的检出率经卡方检验，差异有统计学意义（$P<0.05$）。不同排菌量的指示病例的密切接触者中肺结核检出情况不同。

（9）空洞：指示病例胸片是否具有空洞其密切接触者中活动性肺结核患者检出率，经卡方检验，差异无统计学意义（$P>0.05$）。

（10）合并其他结核：指示病例是否合并其他结核其家庭密切接触者中活动性肺结核患者检出率经卡方检验，差异无统计学意义（$P>0.05$）。

（11）合并症：指示病例是否具有合并症其家庭密切接触者中活动性肺结核患者的检出率经卡方检验，差异无统计学意义（$P>0.05$）。

以上相关影响因素分析，指示病例的性别、咳嗽、咳痰症状和痰涂片结果是影响其密切接触者中活动性肺结核患者检出的影响因素。其他与指示病例相关的因素虽经统计学检验差异均无统计学意义，但却是值得关注的重要因素，值得进一步研究。

2. 家庭密切接触者的不同特征对患病影响 对2008年调查获得的涂阳肺结核患者家庭密切接触者资料，对密切接触者不同特征患病的影响因素进行分析（表4-8）。

表4-8 家庭密切接触者的不同特征对活动性肺结核患者检出的影响

家庭密切接触者特征		检查接触者人数	检出活动性肺结核患者数	检出率（%）	χ^2值	P值
性别	男	1560	50	3.21	2.343	0.126
	女	1795	42	2.34		
年龄（岁）	0~	359	4	1.11		
	15~	1606	37	2.30	10.341	0.016
	45~	869	29	3.34		
	60~	516	22	4.26		
与指示病例关系	夫妻	949	39	4.11		
	父母	654	20	3.06		
	子女	939	18	1.92		
	兄弟姐妹	242	10	4.13	22.486	0.001
	祖父母	66	1	1.52		
	孙子女	231	1	0.43		
	其他	246	2	0.81		
文化程度	文盲	477	23	4.82		
	小学	1029	28	2.72		
	初中	1105	31	2.81	12.673	0.013
	高中/中专	444	9	2.03		
	大专及以上	101	0	0.00		
结核病史	有	54	5	9.26	5.770	0.016
	无	2982	83	2.78		
同一房间	是	987	37	3.75	5.312	0.021
	否	2368	55	2.32		
咳嗽、咳痰症状	有	254	46	18.11	241.729	0.001
	无	3083	46	1.49		
儿童接触者PPD试验	阳性	134	3	2.24	1.484	0.223
	阴性	143	0	0.00		

(1)性别：不同性别密切接触者中活动性肺结核患者的检出率，经卡方检验，差异无统计学意义（$P>0.05$）。

(2)年龄：不同年龄组密切接触者中活动性肺结核患者的检出率，经卡方检验，差异有统计学意义（$P<0.05$）。不同年龄组密切接触者中活动性肺结核患者检出情况不同。随着年龄组的增加，密切接触者中活动性肺结核患者的检出率增高，60岁及以上年龄组达到高峰。

(3)与指示病例关系：与指示病例不同关系的密切接触者中活动性肺结核患者的检出率，经卡方检验，差异有统计学意义（$P<0.05$）。与指示病例不同关系的密切接触者中活动性肺结核患者检出情况不同。

(4)文化程度：不同文化程度的密切接触者中活动性肺结核患者的检出率，经卡方检验，差异有统计学意义（$P<0.05$）。不同文化程度的密切接触者中活动性肺结核患者检出情况不同。对学历高低和活动性肺结核检出率做相关分析可知，学历与家庭密切接触者涂阳检出率呈负相关关系（$r=-0.900$，$P=0.037<0.05$），即家庭密切接触者学历越高，检出活动性肺结核的可能性越小。

(5)结核病史：是否有结核病史的密切接触者中活动性肺结核患者的检出率，经卡方检验，差异有统计学意义（$P<0.05$）。有结核病史的密切接触者比无结核病史的密切接触者中活动性肺结核患者检出率较高（OR=3.564，95% CI 1.384~9.176）。

(6)与指示病例同一房间：与指示病例是否同一房间的密切接触者中活动性肺结核患者的检出率，经卡方检验，差异有统计学意义（$P<0.05$）。与指示病例同一房间的密切接触者比不居住同一房间的密切接触者中活动性肺结核患者检出率较高（OR=1.638，95% CI 1.072~2.502）。

(7)肺结核可疑症状：是否具有肺结核可疑症状的密切接触者中活动性肺结核患者的检出率，经卡方检验，差异有统计学意义（$P<0.05$）。是否具有可疑症状的密切接触者中活动性肺结核患者检出情况不同。由表4-8可知，具有肺结核可疑症状的密切接触者中活动性肺结核患者检出率远高于没有肺结核可疑症状的密切接触者（OR=14.601，95% CI 9.478~22.494）。

(8)儿童密切接触者中结核菌素试验结果与密切接触者中肺结核患者检出情况：结核菌素试验检查阳性和阴性的儿童密切接触者中活动性肺结核患者的检出率，经过卡方检验，差异无统计学意义（$P>0.05$）。

以上相关影响因素分析，家庭密切接触者的年龄组分布、与指示病例的关系、文化程度、是否与指示病例同一房间、是否具有咳嗽、咳痰症状等因素，是影响家庭密切接触者中活动性肺结核患者的检出率的重要因素。

第五节　家庭密切接触者中肺结核患者检出率多因素分析

一、模型拟合程度

为进一步分析各因素之间的相互作用，根据单因素分析结果，筛选出差异有显著性的因素进行分析。采用多因素非条件logistic回归模型拟合，考察变量与家庭密切接触者是否诊断为肺结核的关联情况，在进行多因素逐步回归时去除不显著的变量，拟合主效应模型。以家庭密切接触者"是否诊断为结核"为因变量，将可能的影响因素作为自变量引入logistic回归模型进行拟合，采用逐步回归方法选取变量，入选标准$P=0.10$，剔除标准$P=0.05$。根据模型拟合的结果和统计学检验，确定哪些变量纳入logistic回归模型，以排除混杂因素的影响（表4-9）。

表4-9　logistic回归模型检验

序号	纳入模型因素	拟合度			尺度化离差		
		df	G^2	P值	Δdf	ΔG^2	P值
1	指示病例是否有肺结核可疑症状，文化程度，密切接触者与指示病例关系，密切接触者性别，肺结核可疑症状，结核病史	3100	640.15	1.00			
2	密切接触者年龄	3094	639.79	1.00	6	0.356	0.999
3	密切接触者文化程度	2954	636.71	1.00	146	3.444	1.000
4	是否居住同一房间	3099	640.11	1.00	1	0.034	0.853
5	指示病例性别	3099	636.34	1.00	1	3.449	0.063
6	痰涂片结果	2980	630.35	1.00	120	6.356	1.000

上表可以看出，模型1入选的影响因素为指示病例是否有肺结核可疑

症状,文化程度,密切接触者与指示病例关系,密切接触者性别,是否有可疑症状,是否有结核病史,拟合度良好。

二、影响因素分析结果

因为密切接触者与指示病例关系为无序多分类变量,故分析需设立哑变量,以关系"其他"为基础。用比值比(OR)及95%的可信区间(95%CI)等估计相对危险度(RR),显著性检验采用最大似然比检验方法(表4-10)。

表4-10 涂阳肺结核患者家庭密切接触者检出影响因素logistic回归结果

参数	β值	OR(95% CI)	χ^2值	P值
常数项	21.37	—	280.9	<.0001
指示病例可疑症状	2.33	10.25(2.72~38.64)	11.81	0.001
指示病例文化程度	−0.32	0.73(0.57~0.92)	6.81	0.01
夫妻	1.53	4.62(1.05~20.09)	4.12	0.04
父母	1.57	4.81(1.06~21.76)	4.17	0.04
子女	0.52	1.68(0.38~7.61)	0.46	0.5
兄弟姐妹	1.69	5.42(1.13~26.05)	4.44	0.04
(外)祖父/母	0.38	1.46(0.12~17.29)	0.09	0.77
(外)孙子/女	−0.71	0.49(0.04~5.70)	0.32	0.57
其他	0	—	—	—
男性密切接触者	0.5	1.65(1.03~2.66)	4.28	0.04
女性密切接触者	0	—	—	—
密切接触者可疑症状	2.44	11.47(7.24~18.17)	108.6	<.0001
密切接触者结核病史	1.19	3.29(1.38~7.77)	7.27	0.01

由表4-10可以看出,指示病例是否有肺结核可疑症状、文化程度,密切接触者与指示病例的关系、密切接触者的性别、密切接触者是否具有肺结核可疑症状、密切接触者是否有结核病史为家庭密切接触者中活动性肺结核患者检出的影响因素。

1. 指示病例影响因素 肺结核可疑症状中咳嗽、咳痰是肺结核患者的主要表现症状之一,也是肺结核患者结核分枝杆菌排出体外传染他人的主要方式。因此具有咳嗽、咳痰等肺结核可疑症状的肺结核患者,更容易将结核病传染给家庭密切接触者并导致发病（OR=10.25，95% CI 2.72~38.64）。

指示病例的文化程度与密切接触者发病之间存在线性关系（P=0.1592）。指示病例的文化程度每提高一等级（如初中与小学比较）的OR值为0.73（95% CI 0.57~0.92）。说明文化程度的提高对指示病例的密切接触者有保护作用。

2. 密切接触者影响因素　密切接触者与指示病例关系中，与"其他"关系相比，密切接触者为夫妻、父母或兄弟姐妹时，其患病的可能性大大增加，OR值分别为4.62（95% CI 1.05~20.09）、4.81（95% CI 1.06~21.76）和5.42（95% CI 1.13~26.05）。表明存在这几种关系时二者接触机会较多，传染和被传染的概率较其他关系增大。

男性密切接触者较女性密切接触者更容易患病（OR=1.65，95% CI 1.03~2.66）。

肺结核可疑症状是肺结核患者的主要表现症状之一。因此具有可疑症状的家庭密切接触者，其患病可能性高于没有可疑症状的家庭密切接触者（OR=11.47，95% CI 7.24~18.17）。

具有肺结核病史的密切接触者，较无病史的密切接触者发病相对危险度高（OR=3.29，95% CI 1.38~7.77）。

第五章 讨　　论

第一节　不同筛查程序与方法的实施特点

本研究结果显示，自2006年卫生部下发涂阳肺结核患者密切接触者调查的通知后，4省8县（区）均开展了涂阳肺结核患者家庭密切接触者筛查工作。但4省的筛查程序和办法具有不同的特点。

1. 四省8县（区）筛查程序现状与特点　北京市由于结核病疫情较低，涂阳肺结核患者登记率低。为提高肺结核患者的发现，在密切接触者筛查程序中，对发现的涂阳肺结核患者家庭密切接触者中所有15岁及以上的成人，包括有肺结核可疑症状和无肺结核可疑症状的成员，均进行胸部X线摄片检查和痰涂片检查，对于15岁以下的儿童先进行结核菌素试验筛查，对结核菌素试验强阳性者进行部胸部X线摄片检查和痰涂片检查。

江苏和湖南省由县结核病防治机构对涂阳肺结核患者进行问诊，了解其家庭密切接触者中肺结核可疑症状者，对有症状的家庭密切接触者进行结核病检查。四川省在县级结核病防治机构诊断涂阳肺结核患者以后，由当地乡镇防保人员对涂阳肺结核患者进行询问，并督促患者家庭中有肺结核可疑症状的密切接触者到乡镇中心卫生院进行胸部X线摄片检查和痰涂片检查，对怀疑肺结核患者再推荐到县级结核病防治机构进一步的确诊。

2. 两次调查程序与方法的特点比较　2007年采取的涂阳肺结核患者密切接触者筛查程序和方法，主要是对患者家庭密切接触者中有肺结核可疑症状者进行结核病检查。其特点是将患者家庭中肺结核可疑症状者作为结核病发现的重点人群，能发现有症状的肺结核患者，减少了没有症状的家庭密切接触者的就诊。其缺点是，家庭密切接触者中肺结核可疑症状者是通过对患者的询问获得，获得了可疑者的信息可能不完善、不准确，对没有症状的患者易造成漏诊。本研究设计的对照方法，是对涂阳肺结核患者的全部家庭密切接触者到结防机构进行检查。其特点是对家庭密切接触者中肺结核患者发现比较充分，能发现有症状和没有症状的肺结核患者。但是，由于家庭密切接触者就诊人数多，路途和务工等成本花费将增加。

第二节 不同筛查程序与方法对肺结核患者发现的影响

1. 密切接触者中肺结核患者发现率差别 2007年涂阳肺结核患者家庭密切接触者检查方法，是对有肺结核可疑症状者筛查；2008年涂阳肺结核患者家庭密切接触者检查方法，是对全部家庭密切接触者进行结核病检查。对密切接触者的两种筛查程序和方法中，涂阳肺结核患者检出率分别为0.36%和0.63%；活动性肺结核患者的检出率分别为0.61%和2.74%，后者明显高于前者（$P<0.001$）。对家庭密切接触者全部进行结核病检查，不仅发现了有症状的肺结核患者，且能发现涂阴和无症状的肺结核患者。本研究结果显示，在检出的92例活动性肺结核患者中，无肺结核可疑症状者46例（占50%），涂阴肺结核71例（占77.17%）。相反，如果对家庭密切接触者中有肺结核可疑症状者进行检查，可能会漏诊50%的无症状的活动性肺结核患者，继而造成结核病在家庭的进一步传播。

2. 密切接触者中涂阴肺结核患者发现的意义 2010年全国第五次结核病流行病学抽样调查（简称流调）结果显示，全国活动性肺结核患病率为459/10万，2000年全国流调肺结核患病率为466/10万，肺结核患病率仅下降1.5%。在2010年全国流调诊断的1310名活动性肺结核患者中，无肺结核可疑症状者占53%，涂阴肺结核占85.62%。为此，无症状肺结核和涂阴肺结核是我国肺结核患病率下降缓慢的主要原因。

涂阴肺结核患者的意义：尽管涂阴肺结核不是结核病传播的主要传染源，但香港曾对痰涂片5次均为阴性的可疑肺结核患者不给予治疗，观察30个月，71%的患者痰涂片转为阳性且近半数病例在最初的3个月内发展为活动性肺结核，痰涂片阳性或者X线胸片显示病情恶化。有研究证明，涂阴肺结核患者如果不接受治疗，20.8%~64.0%的患者在1~5年内发展为传染性更强的排菌患者。为此，对家庭密切接触者全部进行结核病检查，发现更多的无症状肺结核和涂阴肺结核患者，既能减少患者的就诊延误，对于控制结核病的传播，具有重要的流行病学意义。

3. 不同筛查程序和方法对全国肺结核发现的作用 按照不同程序和方法推算涂阳肺结核患者家庭密切接触者中发现的肺结核患者数进行比较，2007年全国登记涂阳肺结核患者536 938例，按照本研究的结果估算，对家庭密切接触者中有肺结核可疑症状者检查，能发现7319例活动性肺结核患者，其中涂阳肺结核患者4305人；如果对所有的家庭密切接触者（包括有肺结核可疑症状和无肺结核可疑症状者）进行检查，能发现活动性肺结核患者31 484人，其中涂阳肺结核患者7188人。

以上结果显示，2008年的调查方法发现的肺结核和涂阳肺结核患者数均高于2007年。两种调查方法对患者发现高低的比较，有两个主要方面的影响：①对所有密切接触者进行结核病检查，可以发现没有肺结核可疑症状的患者，提高患者发现数；②对家庭密切接触者直接调查，掌握的肺结核可疑症状者更加准确。如对涂阳患者进行询问，因间接的了解信息，可能会漏掉有肺结核可疑症状的家庭密切接触者，故降低密切接触者中肺结核患者发现数。

第三节　家庭密切接触者调查中肺结核检出情况的影响因素

根据多因素logistic回归分析的结果，指示病例是否有肺结核可疑症状、文化程度，密切接触者与指示病例的关系、密切接触者性别、密切接触者是否有肺结核可疑症状、密切接触者是否有结核病史，均为家庭密切接触者中活动性肺结核患者检出的影响因素。

1. 具有咳嗽、咳痰症状的涂阳肺结核患者对家庭密切接触者威胁大 涂阳肺结核患者在咳嗽、咳痰、大声说话和唱歌的时候，能产生大量含有结核分枝杆菌的飞沫，从而把细菌播散到周围的空气中，而与其近距离接触的家庭密切接触者就容易通过吸入这些带有结核分枝杆菌的飞沫感染发病。所以具有咳嗽、咳痰症状的涂阳肺结核患者的家庭密切接触者中检出活动性肺结核的可能性为无咳嗽、咳痰症状的涂阳肺结核患者的家庭密切接触者的10.25倍。

2. 指示病例的文化程度与检出率呈负相关　指示病例的文化程度与检出率有显著的负相关关系。即家庭密切接触者学历越高，检出活动性肺结核的可能性越小，这可能与文化程度越高，越容易接受新知识和注意采取防护措施有关。文化程度为"文盲"的密切接触者中活动性肺结核患者检出率最高，而文化程度为"大专及以上"的家庭密切接触者中，活动性肺结核患者的检出率为0。指示病例的文化程度每提高一等级，与上一级比较（如初中与小学比较）其发病危险为上一级的0.73倍。显示出较高的文化程度，对肺结核家庭内的传染发病是一个保护因素。

3. 男性家庭密切接触者中活动性肺结核检出率比较高　男性家庭密切接触者中检出活动性肺结核患者的可能性为女性家庭密切接触者的1.65倍。男性家庭密切接触者中活动性肺结核检出率比较高（OR=1.65），与我国肺结核登记报告的男性肺结核患者数量大于女性肺结核患者数量相一致。可能与男性承担更多的家庭压力和体力劳动，使得感染结核分枝杆菌后更容易发病。

4. 与指示病例的关系为影响家庭内肺结核传染发病的因素　与指示病例的关系不同，家庭密切接触者中活动性肺结核的检出率也不同。说明了与指示病例的关系也是影响家庭内肺结核传染发病的因素。指示病例的父母、夫妻和兄弟姐妹的肺结核检出率最高，可能与相互间日常生活的接触时间和频度有关。接触者与指示病例的接触时间越长，接触频度越大，越容易被传染和发病。

5. 有肺结核可疑症状的家庭密切接触者更容易检出活动性肺结核患者　研究显示具有肺结核可疑症状的家庭密切接触者中活动性肺结核检出率更高。有可疑症状的家庭密切接触者中检出活动性肺结核的可能性是无可疑症状家庭密切接触者的11.47倍。本研究对涂阳肺结核患者所有家庭密切接触者进行检查，其结果显示，无可疑症状的家庭密切接触者检出46例，占所有检出患者的50%。虽然有些家庭密切接触者没有肺结核可疑症状，也存在患有涂阳肺结核的可能性，如果仅对有可疑症状的家庭密切接触者进行检查，在本研究中会漏掉50%的患者。

6. 具有结核病史的密切接触者更容易检出活动性肺结核患者　具有结核病史的密切接触者更容易检出活动性肺结核。虽然具有结核病史者存在结核病复燃的可能性，但是家庭密切接触者中活动性结核的高检出率也提示近期感染的可能性。使用分子生物学的方法能进一步的确定是否为指示病例的传染。Truong DH等对美国明尼苏达州来自印度和尼泊尔的藏族移民的结核病研究表明，对于具有活动性结核病史者即使初次结核杆菌培养阴性，也需要对其进行密切的随访，这些人群具有更高的肺结核发病率。

7. **单因素分析显示指示病例的排菌量是影响家庭内肺结核传染发病的一个因素**　　一般认为，涂阳肺结核患者的痰排菌量越大，对密切接触者的感染的威胁越大。侯双翼等研究中提到指示病例的痰排菌量与其家庭密切接触者中活动性肺结核的检出率呈正相关。

8. **家庭密切接触者是否与涂阳患者居住同一房间是影响家庭内肺结核检出率的另一个可能因素**　　居住同一房间的密切接触者与患者的接触时间比一般家庭密切接触者更长，一般而言关系更亲密，而肺结核的传播途径是靠近距离飞沫传播，接触者就具有较大的可能性被传染并发病。但是因为是否居住同一房间与他们之间的关系密切相关，具有较强的共线性干扰。

第六章 结论与建议

第一节 结 论

通过对我国4省8县（区）涂阳肺结核患者的家庭密切接触者筛查的现况调查，以及按照新的调查程序和方法进行前瞻性的对照调查研究，其主要结论如下：

（1）目前，我国开展的对涂阳肺结核患者家庭密切接触者调查程序和方法有待优化。一方面，现有的方法中，家庭密切接触者中肺结核可疑症状者的信息，是通过对肺结核患者的询问获得，因信息的可靠性和完整性存在一定的困难，造成肺结核可疑症状者不能及时就诊。另一方面，本对照研究显示，涂阳肺结核患者家庭密切接触者中发现的肺结核患者，50%没有肺结核可疑症状。如果只对有肺结核可疑症状的密切接触者进行检查，将对没有症状的肺结核患者发现的漏诊；再者，如果涂阴肺结核患者不能得到早期发现和治疗，病情将进一步发展成为新的传染源在家庭和社区中继续传播。

（2）对涂阳肺结核患者家庭密切接触者全部进行检查，是肺结核患者主动发现的措施之一。对涂阳肺结核患者家庭密切接触者全部进行检查调查，能提高涂阳肺结核患者检出率，从现有方法的0.36%~0.63%，提高活动性肺结核患者的检出率从现有方法的0.61%~2.74%。

（3）对涂阳肺结核患者的家庭密切接触者全部进行检查，增加了涂阴肺结核和无症状肺结核患者的发现，对于减少患者就诊延误、控制病情发展和阻断结核病传播具有重要的流行病学意义。

（4）家庭中首发病例或指示病例与家庭接触者之间，因不同的关系和特征存在一定的发病关系。指示病例具有咳嗽、咳痰症状、文化程度越低，密切接触者为男性，具有咳嗽、咳痰症状，密切接触者是指示病例的父母、夫妻和兄弟姐妹时，密切接触者有结核病史的情况下，家庭密切接触者中活动性肺结核患者检出率更高。

第二节 建 议

根据全国涂阳肺结核密切接触者检查现况和本研究结果，对我国涂阳肺结核患者密切接触者检查建议如下：

（1）在现有的检查程序和方法的基础上，加强对涂阳肺结核患者家庭密切接触者的检查的质量控制。首先需要做好对涂阳肺结核患者的询问调查，充分掌握家庭密切接触者中肺结核可疑症状者的信息；通过对患者的健康教育、对家庭成员发放宣传单等形式，动员肺结核可疑症状者早期进行结核病相关检查，对没有及时来就诊的可疑者，需通过电话、乡村医生入户宣传，敦促可疑者就诊，提高可疑者就诊水平。

（2）在条件允许或疫情严重的地区，对涂阳肺结核患者所有的家庭密切接触者进行检查（胸部X线摄片检查和痰涂片等）。既能早期发现无症状的肺结核患者，又能防止由于对患者询问造成的家庭密切接触者中肺结核可疑症状者的丢失。

（3）在涂阳肺结核患者家庭密切接触者检查过程中，不论是对家庭密切接触者全部进行检查或仅对有肺结核可疑症状者进行检查，当指示病例和家庭密切接触者具有不同的关系和特征时，密切接触者发病风险更大，故应该高度关注。

（4）对涂阳肺结核患者全部家庭密切接触者进行检查，与现有的方法比较，肺结核患者检出率明显增高，但因受检人数增多、花费的成本增大。如果在全国广泛的推广应用，需进一步进行成本-效益分析。

参 考 文 献

韩务强, 单留杰, 闫永芬. 2007. 痰涂片阳性肺结核患者密切接触者调查分析. 中华医学与健康, 4(11): 12-13.

侯双翼, 张险峰, 叶建君, 等. 2006. 痰涂片阳性肺结核患者家庭密切接触者痰涂片阳性检出情况分析. 中国防痨杂志, 28(2): 71-73.

黎国胜, 陈春红, 汤卓, 等. 2007. 痰涂片阳性肺结核病患者家庭密切接触者调查报告. 中国防痨杂志, 29(3): 283-284.

李可欣, 陈英杰, 刘迎迎. 2004. 某校肺结核疫情的预防与控制. 中国学校卫生, 25(6): 748.

卫生部. 2003. 2000年全国结核病流行学抽样调查资料汇编. 北京: 人民卫生出版社, 36.

卫生部疾控局. 2006. 新登记痰涂片阳性肺结核患者密切接触者检查指南. 卫办疾控发[2006]224号.

谢美凤, 钟思财, 钟耀宗. 2008. 新登记痰涂片阳性肺结核患者家庭密切接触者筛查分析. 中国热带医学, 8(4): 619-620.

张素艳, 宋海琳, 尹瑞华. 2008. 2005-2006年包头市痰涂片阳性肺结核患者家庭密切接触者调查. 预防医学论坛, 14(1): 75-76.

Beyers N, Gie RP, Schaaf HS, et al. 1997. A prospective evaluation of children under the age of 5 years living in the same household as adults with recently diagnosed pulmonary tuberculosis. Int J Tuberc lung Dis, 1(1): 38-43.

Dolly J, Hill PC, Fox A, et al. 2007. Screen for tuberculosis among 2381 household contacts of sputum-smear-positive cases in The Gambia. Trans R Soc Trop Med Hyg, 101(6): 594-601.

Funk EA. 2003. Tuberculosis contact investigations in rural Alaska: a unique challenge. Int J Tuberc Lung Dis, 7(12): s349-s352.

Janet CM, Vanessa M, Daniel HD, et al. 2002. Tuberculosis outbreak in a housing unit for human immunodeficiency virus-infected patients in a correctional facility: Transmission risk factors and effective outbreak control. Clinical Infetious Diseases, 34: 668-676.

Noertjojo K, Tam CM, Chan L, et al. 2002. Contact examination for tuberculosis in Hong Kong is useful. Int J Tuberc Lung Dis, 6(1): 19-24.

Radhakrishna S, Frieden TR, Subramani R, et al. 2007. Additional risk of developing TB for household members with a TB case at home at intake: a 15-year study. Int J Tuberc Lung Dis, 11(3): 282-288.

Shrestha-Kuwahara R, Wilice M, Deluca N, et al. 2003. Factors associated with identifying tuberculosis contacts. Int J Tuberc Lung Dis, 7(12): s510-s516.

Sprinson JE, Flood J, Fan CS, et al. 2003. Evaluation of tuberculosis contact investigation in California. Int J Tuberc Lung Dis, 7(12): s363-s368.

Stephen W. 2002. Contact Investigation: How do they need to be designed for the 21st century? American Journal of Respiratory and Critical Care Medical, 166: 1016-1017.

Truong DH, Hedemark LL, Mickman JK, et al. 1997. Tuberculosis among tibetan immigrants from India and Nepal in Minnesota, 1992-1995. Journal of the American Medical Association, 277(9): 735-738.

U. S. Department Of Health And Human Services. 1999. Contact investigation for tuberculosis.

Venkatarama RK, Eric H, Beth M, et al. 2003. Risk factors associated with tuberculin skin test positivity among University student and the use of such factors in the development of a targeted screening program. Clinical Infectious Diseases, 36: 599-607.

Vidal R, Miravitlles M, Caylà JA, et al. 1997. A contagiousness study in 3071 familial contacts of tuberculosis patients. Med Clin (Barc), 108: 361-365.

Webb RM, Holcombe M, Pearson MM. 2003. Tuberculosis contact investigation in a rural state. Int J Tuberc Lung Dis, 7 (12): s353-s357.

WHO. 2000. World Health Organization Communicable Diseases. Global tuberculosis control. WHO Report.

WHO. 2009. Global Tuberculosis Control Epidemiology, Sreategy, Financing.

Zachariah R, Spielmann MP, Harries AD, et al. 2003. Passive versus active tuberculosis case finding and isoniazid preventive therapy among household contacts in a rural district of Malawi. Int J Tuberc Lung Dis, 7: 1033-1039.

Zachary T. 2005. Guidelines for the Investigation of Contacts of Persons with Infectious Tuberculosis. MMWR,54:1-37.

附　　录

附录1　2007年涂阳肺结核患者及密切接触者调查表

1. 涂阳肺结核患者信息

县（区）名称：　　　　患者登记日期：　　　　登记号：

患者姓名：　　　性别：①男　②女　　　　　　　　□

出生年月：　年　月（　岁）

家庭居住地址：①城市　②城镇　③农村　　　　　　□

患者登记分类：①新涂阳性患者　②其他初治涂阳患者
　　　　　　　③复发痰涂阳患者　④其他复治涂阳患者　□

分型：①Ⅰ　②Ⅱ　③Ⅲ　④Ⅳ　⑤Ⅴ

首发症状出现日期：　年　月　日

首次就诊日期：　年　月　日

本次肺结核可疑症状：①咳嗽　②咯血　③胸痛　□□□
　　　　　　　　　　④发热　⑤乏力　⑥食欲减退　□□□
　　　　　　　　　　⑦盗汗　⑧其他　⑨无　　　　□□□

本次确诊日期：　年　月　日

本次治疗日期：　年　月　日

诊断结果：痰涂片：①1+　②2+　③3+　④4+　　　□

　　　　　胸片（按照诊断公式填写）：

　　　　　空洞：①有　②无　　　　　　　　　　　□

　　　　　结核菌素试验（PPD试验）：　　mm×　mm

　　　　　合并其他结核：①结脑　②淋巴　③骨　　□□□
　　　　　　　　　　　　④泌尿　⑤消化　⑥皮肤　□□□
　　　　　　　　　　　　⑦无　⑧其他：　　　　　□□□

合并症：①糖尿病　②尘肺　③精神病　④其他　⑤无　□□□

2. 涂阳肺结核患者家庭密切接触者信息

涂阳肺结核患者姓名： 登记号：

姓名	与患者的关系	性别		年龄（岁）	肺结核可疑症状			胸部X线摄片检查			痰涂片检查				PPD试验			痰培养			其他
		男	女		有	无	无记录	异常	无异常	未查	标本1	标本2	标本3	未查	硬结大小（mm×mm）	阴性	未查	阴性	未查		

附录2　2008年涂阳肺结核患者及家庭密切接触者调查表

1. 涂阳肺结核患者信息
（1）患者基本信息
县（区）名称：　　　　患者登记日期：　　　　登记号：
患者姓名：　　　性别：①男　②女　出生年月：　年　月（　岁）
文化程度：①文盲　②小学　③初中　④高中/中专　⑤大专及以上
家庭居住地：①城市　②城镇　③农村
职业：①工人　②农民　③政府、事业单位人员　④商业服务人员
　　　⑤医务人员　⑥教师　⑦学生　⑧离退休人员
　　　⑨其他，请注明：_____　⑩无
家庭成员数：　　人，家庭密切接触者数：　　人
2007年家庭总收入：　　　元
家庭卧室面积：　　平方米；卧室间数：　　间
家庭到县结核病防治机构距离：　　公里
从家里来结核病防治机构（单程）需要花费时间：　　分钟
需花路费钱：　　元（乘车方式　　　　）
（2）患者诊断信息
本次就诊日期：　年　月　日
本次肺结核可疑症状及持续时间：
①咳嗽：　　天　　　　⑤发热　　天
②咳痰：　　天　　　　⑥乏力、食欲减退、盗汗　天
③咯血或血痰：　　天　⑦其他　　天
④胸痛：　　天　　　　⑧无
首次确诊日期（复治涂阳患者）：　年　月　日
本次确诊日期：　年　月　日
本次开始治疗日期：　年　月　日
诊断结果：分型：①Ⅰ　②Ⅱ　③Ⅲ　④Ⅳ　⑤Ⅴ
痰涂片：①1+　②2+　③3+　④4+
胸片（用诊断公式）：/

空洞：①有　②无
结核菌素试验硬结大小：①　mm×　mm　②未查
合并其他结核：①无　②结核性胸膜炎　③淋巴　④骨　⑤其他：
合并症：①无　②糖尿病　③尘肺　④精神病　⑤HIV/AIDS
　　　　⑥其他
患者登记分类：①新涂阳性患者　②其他初治涂阳患者
　　　　　　　③复发痰涂阳患者　④其他复治涂阳患者

2. 涂阳肺结核患者家庭密切接触者检查登记表

涂阳肺结核患者姓名：　　　　　　登记号：

家庭密切接触者姓名	性别		年龄（岁）	与患者关系*	文化程度**	结核病史	与患者居住		肺结核可疑症状		结核菌素试验			胸部X线摄片检查			痰涂片抗酸染色检查			临床诊断			备注
	男	女					同一房间	不同房间	有	无	硬结大小（mm×mm）	水疱溃疡等	未查	未见异常	异常	未查	痰涂片阳性	涂阴	未查	肺结核	其他疾病	健康	

*与患者关系：①夫妻 ②父母 ③子女 ④兄弟姐妹 ⑤（外）祖父母 ⑥（外）孙子女 ⑦其他。

**文化程度：①文盲 ②小学 ③初中 ④高中/中专 ⑤大专及以上。

1. 填表要求

（1）涂阳肺结核患者检查登记表中有选项时，直接在所选的选项上面画圈。

（2）涂阳肺结核患者家庭密切接触者检查登记表中，"与患者关系"和"文化程度"两栏需要把对应的数字编号填写在相应位置，其他的在相应位置打"√"。

（3）表中各项内容要求填写清楚、准确、完整。

2. 填表说明

（1）家庭居住地：城市指市辖区和不设区的市（包括不设区的地级市和县级市）；城镇包括：①县政府驻地的镇和所辖的其他镇；②市辖区所辖的其他镇；③乡、镇、街道不管辖的各类经济活动区域（如煤矿等）；其余为农村。

（2）家庭成员和家庭密切接触者定义：家庭成员是指在同一家庭中共同生活的成员（包括与患者户口在一起或户口不在一起的家庭成员）；家庭密切接触者是指与新登记的痰涂片阳性肺结核患者本次确诊登记前3个月内共同生活的家庭成员（包括与患者户口在一起或户口不在一起的家庭成员）。

（3）从家里来结核病防治机构（单程）需要花费时间和金钱：指患者正常情况下到结核病防治机构所一般采取的交通方式单程所花费的时间和金钱。

（4）患者诊断结果：胸片需要用标准的诊断公式填写，如"Ⅲ上/上"等。

（5）结核菌素试验结果记录需要记录实际测量大小。如"10mm×10mm"等。如果出现局部有水疱、坏死及双圈等强阳性反应，则在"水疱、溃疡"一列下打"√"。

（6）诊断："其他疾病"一栏，指除肺结核外的其他疾病，打"√"即可，但如果最后诊断为"结核性胸膜炎"等其他部位的结核相关疾病，则须在"备注"栏中填写诊断。

（7）备注：如果此次诊断为"结核性胸膜炎"等除肺结核外其他部位结核的接触者，须在"备注"栏中注明疾病名称；如果家庭接触者没有接受检查，在"备注"栏里注明未来接受检查的原因。

附录3　涂阳肺结核患者家庭密切接触者调查研究知情同意书

您好！

我们邀请您参加涂阳肺结核患者家庭密切接触者调查研究。该调查的目的是探索涂阳肺结核患者家庭密切接触者筛查方法，通过对涂阳肺结核患者的全部家庭成员进行结核病检查，早期发现肺结核并给予治疗和管理，促使患者早期恢复身体健康。如您在充分了解并理解本调查后同意参加，请在本知情同意书上签名或按手印。如您年龄在15岁以下，由您的监护人在本知情同意书上签名或按手印。

本研究中需要您配合的部分包括：

如果您是在县区级结核机构登记的新涂阳肺结核患者，需请您接受问卷调查并劝说您家庭中的密切接触者参与本研究，接受结核病相关检查。

如果您是新涂阳肺结核患者的密切接触者，非已知肺结核患者，且年龄为15岁及以上，将有县区级结防机构的防治人员为您进行问卷调查、胸部X线检查，并教您咳痰，留取痰标本进行结核病检查，目的是检查您是否患有肺结核。

如果您是新涂阳肺结核患者的密切接触者，非已知肺结核患者，且年龄在15岁以下，请您接受问卷调查和PPD检测，若您存在咳嗽咳痰等肺结核可疑症状或PPD检测结果为硬结直径大于等于15mm，则还需接受胸部X线检查和咳痰留取痰标本，目的是检查您是否感染结核分枝杆菌和是否患有肺结核。

体检和痰标本检测后，我们会将检测结果及时告知您，并为您提供指导。调查期间如果您需要，您可以向工作人员了解更多的肺结核知识，或者进行更详细的咨询等。

可能的风险和不适：

本研究需要进行PPD试验和胸部X线检查，PPD试验可能使您手臂针刺的地方产生淤青或（和）红肿及水疱，红肿和硬结可能持续若干天才会消退。胸部X线检查会有低剂量辐射，一般情况下不会对身体造成影响。参加研究会占用您的业余时间。个别问题可能会使您感到尴尬或不适。您可以拒绝回答甚至退出参与而不必担心任何不良影响。

参与此项研究，我们会尽全力保护您的隐私，所有的访谈将在单独的房间里进行，但可能仍然会有一些人知道您参与了本研究。

对您可能存在的益处：

可以咨询有关本研究和肺结核病的任何问题。痰检、胸部X线摄片检查都是免费的，可以了解个人健康状况的一些信息，有利于早期发现结核病并提高治愈、降低传染风险。

您将有机会了解肺结核相关知识，根据检查结果，得到肺结核规范治疗的细致指导，如果需要，您还可以在调查后进行咨询。

对社会可能存在的益处：

本研究将探索涂阳肺结核患者密切接触者调查的方案，系统揭示影响密切接触者中肺结核患者检出率的影响因素，为预测具有不同危险因素的密切接触者检出结核病的风险、确定筛查重点人群提供参考，并为国家规划中的密切接触者中患者发现策略的完善提供依据。

保密原则：

我们会在法律允许的最大范围内对您的体检结果和调查记录保密。您所有的体检资料以及个人资料将以编号来识别。未经您的书面同意，调查记录中的个人信息不会公开。非本研究人员不可能知道您回答的任何问题。所有的内容都会保密且只会用于调查研究目的。

调查引起的伤害：

如果您在参加调查时受伤，调查地的结核防治机构会及时为您提供相应治疗。

主要负责人的联系方式：

如果您对本研究有任何疑问或者出现与研究有关的伤害，请联系：中国疾病预防控制中心结核病预防控制中心张天豪（地址：北京市昌平区昌百路155号，电话：010-58900527）和省级课题组组长或专家（_____）。

调查对象的权利：

您可以在任何时候撤回您的同意书并退出活动而不会因此受到任何处罚。您不会因为参与本研究课题失去任何合法的要求、权利和赔偿。如果因为参与本活动而影响到您应享有的权利，请您与中国结核病实施性研究伦理委员会秘书处联系。该办公室地址为：北京市昌平区昌百路

155号。联系电话为010-58900513。

知情同意声明：

在签署此知情同意书前，我已读过（或有人阅读并告知我）并理解以上内容，我已经知道了研究的目的、步骤、可能的风险和获益，有充分的机会进行询问并得到了满意的回答，没有任何疑问。我是自愿参加这项研究的。

被调查人姓名：_____　　监护人姓名：_____
签字或指印：_____　　　签字：_____
日期：_____　　　　　　日期：_____

见证人姓名：_____　　　调查员姓名：_____
签字或指印：_____　　　签字：_____
日期：_____　　　　　　日期：_____

附录4 涂阳肺结核患者密切接触者调查研究督导监控表

___省___（市）___（县/区）

1. 研究进度工作统计

上次统计资料截止时间： 年 月 日

本次统计资料日期： 年 月 日— 年 月 日

登记初治涂阳患者数： 人

登记复治涂阳患者数： 人

家庭成员总数： 人

家庭密切接触者总数： 人

家庭密切接触者总数中接受检查的人数： 人

其中

有症状家庭密切接触者人数： 人

无症状家庭密切接触者人数： 人

共检出活动性肺结核患者人数： 人

其中涂阳患者人数 人

2. 研究进度监控月报表

附表4-1 ≥15岁成人家庭密切接触者结核病检查情况

≥15岁成人接触者总数	成人接触者接受检查人数	肺结核可疑症状人数		胸部X线摄片人数		痰涂片检查人数		临床诊断肺结核患者数
		有	无	异常	无异常	阳性	阴性	

附表4-2 0~14岁儿童家庭密切接触者结核病检查情况

0~14岁儿童接触者总数	儿童接触者接受检查人数	结核菌素试验检查人数		肺结核可疑症状人数		胸部X线摄片人数		痰涂片检查人数		临床诊断肺结核患者数
		≥15mm阳性人数	水疱、坏死溃疡人数	有	无	异常	无异常	阳性	阴性	

3. 现场督导调查表

（1）家庭密切接触者检查程序是否符合研究实施细则的规定。
①是　　　②否（如不符合，请说明原因）：

（2）家庭密切接触者免费检查是否落实。
①是　　　②否（如为否，未免费项目：胸部X线摄片　痰涂片 PPD）

（3）调查表的填写是否准确、完整。
①是　　　②否

（4）涂阳肺结核患者和家庭密切接触者的痰涂片和胸片检查资料是否按实施细则的规定做好了编号和保存。
①是　　　②否

（5）开展该项工作有哪些特色的做法和经验。

（6）研究中存在的哪些困难、问题和建议。

督导单位：
督导人员：
督导时间：

缩 略 语

AFB	抗酸杆菌
DOTS	结核病控制策略
LTBI	结核病分枝杆菌潜伏感染
NTP	国家结核病防治规划
PPD	结核菌素试验
PTB	肺结核
WHO	世界卫生组织